RÉFLEXIONS

SUR

LE MAGNÉTISME

ANIMAL,

D'après lesquelles on cherche à établir le degré de croyance que peut mériter jusqu'ici le systéme de M. Mesmer.

Tel fait aujourd'hui l'esprit fort & le Philosophe, qui, par la même raison, n'eût été qu'un fanatique du temps de la ligue.

J. J. Rousseau, Préf. du Disc. couronné à l'Acad. de Dijon.

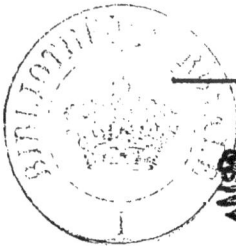

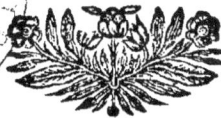

A BRUXELLES,

Et se trouve A PARIS,

Chez COUTURIER, Imprimeur-Libraire, Quai des Augustins, près l'Eglise.

M. DCC. LXXXIV.

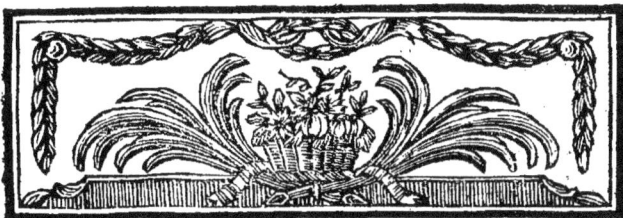

RÉFLEXIONS

SUR

LE MAGNÉTISME

ANIMAL.

L'ouvrage que j'entreprends eſt difficile & peut-être téméraire. C'eſt au Public que je m'a-dreſſe ; & je tiens pour principe, que quiconque le reſpecte ne doit pas indiſcrétement ſolliciter ſon attention. Si je ne voulois qu'écrire, je n'héſi-terois pas : les brochures ſans nombre dont on nous inonde chaque jour, ne m'ont que trop fait ſentir qu'il me feroit permis d'avoir quelque confiance en mes propres forces. Mais elles m'ont en même-temps prouvé que la tâche n'eſt rien moins que facile pour quiconque ſe propoſe de la remplir avec décence.

Le Magnétiſme animal fixe aujourd'hui tous les yeux ; chacun en raiſonne ſuivant le point de

A

vue fous lequel il l'envifage. Les uns s'y livrent avec enthoufiafme; d'autres le perfifflent; d'autres veulent examiner & juger. Dans ce concours général, je me fuis livré moi-même à quelques réflexions, & je me fuis fait un fentiment. Ai-je trouvé la vérité? Je l'ignore. Il me femble feulement que je dois ce fentiment au Public; car dans une circonftance qui l'intéreffe, je ne fuppofe pas qu'un honnête homme puiffe fe taire. Si je prends la plume, c'eft donc parce que je crois remplir un devoir. Je me pénetre de cette idée: elle eft mon objet & ma récompenfe; & je fens avec plaifir qu'il n'en falloit pas moins pour me déterminer.

Mais quand je vois le but où je dois tendre, puis-je me répondre que je prendrai la marche convenable pour y parvenir? J'attaque une mode vers laquelle on fe porte avidement: laifferai-je entrevoir, fans fortir des bornes, que ce n'eft en effet qu'une mode? Je m'éleve contre une opinion adoptée déjà de la moitié du Public: il faudra que je contredife des gens fenfés, que je démêle en eux la fource de l'erreur, que je m'établiffe en quelque forte juge de leur propre efprit; il faudra fur-tout que je parle d'un fexe aimable, d'autant plus zélé partifan d'une nouveauté de cette efpece, qu'il eft naturellement plus avide du merveilleux, plus pufillanime & plus crédule. M'énoncerai-je avec affez de liberté fans être trop hardi? Me fuffira-t-il de mériter ma propre eftime? ou plutôt, puis-je dans le fait être content de moi, autrement qu'en me montrant jaloux de l'eftime de ceux même à qui je dois la vérité?

D'un autre côté, j'attaque M. Mefmer, & les conféquences qui peuvent en réfulter ne font pas égales. Si j'ai tort, mon zèle & ma franchife me ferviront d'excufe. Mais fi j'ai raifon, M. Mefmer en impofe. Sentirai-je affez cette différence? Quels feront mes ménagemens pour ne pas abufer de ma fituation? Y a-t-il une entreprife plus déli-cate & plus décourageante, que celle qui peut aboutir à livrer à la cenfure un des membres de la fociété?

J'aurai donc foin d'abord d'éviter la marche qu'on ne prend que trop communément dans de pareilles circonftances; je m'interdirai le ton du perfifflage : & quoique, d'après ma maniere de penfer, je ne voye dans le Magnétifme animal qu'un pur charlatanifme, je tâcherai de n'ajouter envers l'auteur aucune perfonnalité qui ne tienne pas à mon fujet. Je fuis fon adverfaire; je ne fuis ni fon détracteur, ni fon juge.

D'ailleurs, je ne crois pas le ton du perfifflage propre à guérir une manie prefque générale. On ne met les rieurs de fon côté, que lorfque dans le principe ceux-ci n'étoient qu'indifférens. Dans tout autre cas, on irrite le mal : & je ne penfe pas enfin qu'il foit permis de refpecter affez peu le Public, pour fuppofer qu'il faille plutôt l'amufer par des farcafmes, que le perfuader par des raifons.

Peut-être, d'après cet expofé, s'imaginera-t on que j'ai obfervé bien attentivement les procédés de M. Mefmer. On penfera que j'en ai affez éprouvé par moi-même pour m'affurer qu'il en eft du Magnétifme animal, comme de cette magie blanche qui nous féduit dans les mains d'un homme habile ; que j'ai vu les fils cachés derriere la toile communiquer avec les doigts de l'opérateur; qu'enfin c'eft avec des réfultats de cette efpece que je me propofe de débrouiller l'énigme. Ces préfomptions feroient fauffes , & je dois avant tout m'expliquer ouvertement. J'ignore quels font bien exactement les procédés du fyftême magné-tique ; je ne connois pas M. Mefmer , & je n'ai jamais vu magnétifer perfonne. N'eft-il pas dès-lors impoffible que je tienne ce que je promets? Je ne fais : mais, fans obferver qu'il en coûte beaucoup trop pour fe faire initier , telle eft, felon moi, la nature de la chofe, que quiconque croit cette démarche néceffaire pour en juger , me donne par-là quelque foupçon qu'il n'en jugera jamais bien fainement.

J'ajouterai cependant que je n'ai pas refufé d'entendre parler du Magnétifme animal. Mais je me fuis plutôt appliqué à lire dans l'efprit de ceux qui s'en occupoient, qu'à ramaffer, d'un côté, les merveilles qu'on en racontoit; de l'autre;

les traits fatyriques qu'on lançoit contre fon auteur
& fes partifans. J'ai tâché de connoître jufqu'à
quel point les uns étoient faciles à féduire ; jufqu'à quel point les autres étoient fuperficiels &
dangereux. Cette étude m'a fervi ; elle eft le
point d'où je fuis parti , pour favoir enfin ce que
je devois penfer moi-même.

J'aurai en vue, dans cet ouvrage , deux objets
principaux : je parlerai des moyens qui ont donné
de la vogue au Magnétifme animal ; je chercherai
enfuite s'il eft bien vrai que M. Mefmer en ait
jufqu'ici démontré la réalité.

Si j'examine d'abord la maniere dont le Magnétifme animal s'eft répandu dans le Public, je
vois des circonftances favorables qui n'ont eu
befoin que d'un peu de hardieffe pour être faifies ;
& ce qu'il promet , ne fût-il qu'une chimere , il
me paroîtroit encore difficile qu'il n'eût pas réufi.
Il fuffira , pour s'en convaincre , de reprendre les
chofes à leur principe , & de jetter un inftant les
yeux autour de foi.

M. Mefmer a été quelque temps en France ,
fans y faire fortune. Il s'eft adreffé aux Sociétés
favantes ; il a cherché à s'en faire approuver.
Mais comme il n'eft raifonnable d'accueillir que
ce dont on a connoiffance , & que M. Mefmer
fe taifoit obftinément fur la nature de fon fecret,
il en a été mal reçu , & les chofes étoient dans
l'ordre. Cependant il ne s'eft pas rebuté ; il a

multiplié les démarches avec cette affurance qui
en impofe; il s'eft plaint à l'Europe entiere dans
un ouvrage où il détaille lui même fa conduite (1).
Il y parle de fon fecret avec enthoufiafme; il s'y
donne pour le bienfaiteur du genre humain ; &
rappellant les perfécutions fans nombre qu'il prétend avoir effuyées, il montre qu'il a du moins
cette chance commune avec les hommes privilé-
giés que le Ciel fait naître de temps en temps
pour confoler leurs femblables.

Il s'y donne pour un homme fimple, fans dé-
fiance, toujours prêt à fe livrer indifcrétement
aux importuns dont il eft obfédé. Il étoit étranger, feul pour ainfi dire dans Paris; il étoit naturel
qu'il intéreffât. Car on ne conçoit pas qu'un
étranger, dénué de fecours, puiffe méditer une
entreprife auffi hardie que celle de tromper ceux
même à la merci defquels il fe livre. On fe croit
volontiers affez clair-voyant pour ne pas fuppofer
qu'on puiffe être dupe. On devoit donc l'entendre, & fa brochure en effet a été lue avec
empreffement.

Le ton avec lequel il s'exprime; les efforts
étonnans qu'il a, dit-il, multipliés pour fe rendre

_____

(1) Précis hiftorique des faits relatifs au Magnétifme
animal jufqu'en Avril 1781, par M. Mefmer, Docteur en
Médecine de la Faculté de Vienne. Ouvrage traduit de
l'Allemand. Londres, 1781.

utile à ſes ſemblables ; cet aſcendant qui le rame-
noit ſans ceſſe vers ſon objet, malgré les dégoûts
dont on le raſſaſioit ; cette grande & belle tâche
à laquelle il étoit appellé, qui l'enflammoit & le
faiſoit jouir d'avance du plaiſir d'avoir chaſſé le
mal du milieu des hommes ; cette vérité qu'il
pourſuivoit, ſeul, relégué dans les forêts & ſur les
rochers ; le ſentiment ſublime qu'il en avoit au
fond de lui ; le ſilence même auquel il étoit forcé
faute de terme aſſez expreſſif pour ſe faire entendre : tout cela étoit au moins ſingulier, & la
nouveauté nous plaît trop pour n'avoir pas déſiré
d'en ſavoir davantage.

M. Meſmer parle ſur-tout de ſes ſurveillans,
quand il fait la peinture de la contrainte où il a
vécu. Il nous les repréſente comme des eſprits
mal intentionnés, ne cherchant que l'occaſion de
le ſurprendre & de lui ravir le fruit de ſes tra-
vaux. Soit adreſſe, ſoit vérité, il laiſſe conclure
que ces eſpions, comme il les nomme, avides
de ſon propre bien, ne ſont que des émiſſaires
des Sociétés ſavantes auxquelles il s'eſt adreſſé.
Car, quel autre qu'un Médecin pourroit déſirer
de lui nuire ? Quel autre qu'un homme qui s'oc-
cupe des grands phénomenes de la Nature pourroit chercher à faire profit à ſes dépens de la
découverte la plus belle & la plus précieuſe au
genre humain ? D'ailleurs, il n'avoit encore pré-
ſenté qu'aux Savans les aſſertions relatives à ſon

fyftême ; & ceux-là feuls pouvoient le circon-
venir, defquels il étoit cenfé connu. Mais puifqu'ils cherchoient à pénétrer fon fecret, il falloit
bien qu'ils euffent fenti qu'il en poffédoit un.
Cette préfomption eft la premiere qui fe préfente
aux yeux du plus grand nombre : elle pouvoit
d'autant mieux les entraîner, qu'ils font moins
capables de juger dans une queftion de cette
nature, & plus habitués à s'en rapporter à ceux
même dont la conduite paroiffoit la confirmer.

A la vérité, M. Mefmer pouvoit en impofer
fur ce fujet. Mais comment s'en affurer ? Il eft
difficile de s'aftreindre à ne rien décider qu'après
avoir tout examiné : on fe laiffe aller à l'opinion
la plus probable. Or, quelle apparence que M. Mefmer fe plaigne amérement fans en avoir quelque
fujet ? N'auroit-il pas fenti qu'au lieu de confondre
ceux qu'il appelle fes ennemis, il alloit être con-
fondu lui-même au premier mot ? Ce qu'il avan-
çoit, étoit poffible : on fait affez que les favans
ne font ni les plus fcrupuleux des hommes, ni
les moins jaloux ; & c'étoit avoir beaucoup fait,
que d'avoir conduit certains efprits jufques-là.

D'un autre côté, les progrès même que nous
avons faits dans les fciences, ont pu fervir M. Mefmer. Les connoiffances acquifes nous ont fait
fentir celles qui nous manquent : les caufes premieres font d'autant plus obfcures pour nous,
que nous avons davantage analyfé leurs effets.

Mais s'il eſt donné à quelques Philoſophes de
favoir s'arrêter, tous n'affichent pas la philoſophie
dans l'intention de convenir enfin qu'ils ignorent
quelque choſe. Il eſt beaucoup d'eſprits faux,
bornés ou ſuperficiels, maladroitement initiés
dans les ſciences. On charge ſa mémoire de tous
les rapports connus ; on eſt incapable d'en ſaiſir
la nature, où l'on ne s'en donne pas la peine :
on a oui dire que les cauſes ſont cachées ; on
le croit. Mais ſi quelqu'un ſe préſente & promet
d'en dévoiler une, on ſuppoſe d'abord qu'il peut
tenir ſa promeſſe : & ce premier pas rendra moins
difficile ſur le reſte ; car l'amour-propre fait volontiers déſirer qu'on ne ſoit obligé de ſe reconnoître, ni trop précipité, ni trop crédule.

M. Meſmer ne pouvoit pas faire palper ſon
Magnétiſme animal ; comme un Médecin, à l'égard
du médicament qu'il prétend employer. Mais le
fluide électrique n'eſt pas ſenſible, lorſqu'il n'eſt
pas accumulé ; l'agent qui magnétiſe le fer ne
peut pas être ſaiſi, lors même qu'il dirige l'éguille
aimantée dans la ligne du nord. Cet argument,
loin de détruire le Magnétiſme animal, ne pouvoit que le favoriſer ; car il donnoit occaſion de
ſentir que ce caractere paroît convenir aux cauſes
premieres.

Quelle eſt, au reſte, la maniere d'agir des médicamens ? L'ancienne Ecole expliquoit tout avec
des mots. Nous ſommes aujourd'hui un peu plus

avancés ; nous favons en ceci avouer franchement notre ignorance. Cependant l'efprit humain n'a pas changé ; il a, comme autrefois, le même penchant à l'erreur : & fi l'Ecole a abufé des qualités occultes des péripatéticiens, pour les avoir en quelque forte vues fous une autre forme, il n'eſt pas impoſſible que nous foyons encore dupes de la même maniere. M. Meſmer l'auroit-il fenti, en fe hâtant d'affirmer que les médicamens n'agiſ-foient que comme conducteurs de fon Magnétiſme? Cet agent infenfible ne differe pas des qualités occultes, tant qu'il ne fera pas démontré : mais la forme eſt changée ; & je connois affez les hommes pour favoir que cette circonſtance n'eſt rien moins qu'indifférente.

Une autre caufe qui concourt fans doute avec celle-ci, ce font ces diviſions, cet efprit de parti qui regne entre ceux qui profeffent les différentes branches de l'art de guérir (2). Les Médecins s'attaquent vivement dans la fociété. Ceux-ci font à leur tour attaqués par un corps naiffant, qui fe fouvient encore d'en avoir été inquiété ; qui rabaiffe leurs fuccès en s'appuyant de l'évidence des fiens ; qui fe venge, en un mot, avec d'au-tant plus de plaifir, qu'il trouve dans cette con-duite un moyen d'envahir fourdement ce qu'il s'acharne à déprimer. Cependant le Public les

_____

(2) Les Sociétaires, les Facultatiſtes & la Chirurgie.

juge ; car quoique rien ne foit plus difficile à connoître que cette matiere, rien n'eft en même temps plus commun que ceux qui s'y croyent fort habiles. Quelle peut être la conféquence de tout ceci ? C'eft que le Public fe trompe. Il fuppofera que la Médecine n'eft qu'incertitude & charlatanifme, ou tout au moins témérité ; & il n'en fera que davantage porté à adopter une nouvelle doctrine. Il ne croira plus aux Artiftes ; mais il a trop befoin de l'art pour penfer qu'il n'exifte pas. Sera-ce d'ailleurs en ne fe ménageant pas eux-mêmes, que les Médecins fe trouveront dans une fituation propre à perfuader quand ils attaqueront le Magnétifme animal ? Ne pourrat-on pas leur dire alors : quel eft votre intérêt ? N'agiffez-vous pas de même entre vous ? Vous prétendez appliquer vos principes au Magnétifme pour le juger ! Mais accordez-vous d'abord fur vos principes, & démontrez-nous-en fur-tout la certitude. Car c'eft à nous d'en décider ; vous en convenez vous-même tous les jours, en nous faifant part de vos conteftations & de vos farcafmes.

Tous ces refforts qui meuvent fi puiffamment l'efprit humain, fuffifoient à M. Mefmer pour fe faire des profélytes. Auffi en a-t-il eu du premier jour qu'il s'eft montré. Cependant fa réputation étoit encore bornée ; les Médecins, les Savans, le Gouvernement ne faifoient pas à fon fyftéme une attention férieufe ; la plupart même de ceux qu'éblouit la nouveauté refufoient de le croire, quand la Machine aéroftatique a parue (3). Cette belle découverte a été l'époque du triomphe du Magnétifme animal. Parce que M. de Montgolfier avoit pu s'élever dans les airs, on a cru que tout étoit poffible : on fe feroit fait un fcrupule de révoquer en doute jufqu'aux abfurdités les plus palpables (4). On s'eft porté en foule vers M. Mef-mer, & fon fecret eft devenu de la plus grande importance.

Sur ces entrefaites, M. Deflon, jufqu'alors fon affocié, s'eft féparé de lui. Je fuppofe leur fépa-ration fincere. Mais M. Deflon avoit fait des

---

(3) On ne conçoit pas trop, au premier coup d'œil, quel rapport il y a entre les Aéroftats & le Magnétifme animal. On fentira cependant qu'il peut y en avoir quel-qu'un, quand on aura fait attention que M. Mefmer n'a généralement occupé que depuis cet inftant. En morale, mille caufes éloignées fe réuniffent pour produire un effet. Nous ne les appercevons pas, parce qu'elles agiffent four-dement & à notre infçu : nous faififfons la plus prochaine, & nous lui donnons toute l'intenfité relative à l'effet pro-duit. Par exemple, fi nous nous interrogeons fur la grande réputation de M. Mefmer, nous nous difons fur le champ, qu'il ne peut la devoir qu'à fes expériences, qu'il faut qu'elles foient furprenantes & qu'il les aît publiquement conftatées.

(4) Témoin l'aventure des fabots élaftiques. Cette cir-conftance mérite de faire époque dans l'hiftoire de l'efprit humain.

démarches contre lesquelles il ne pouvoit pas pro-
tefter fans fe couvrir de ridicule. Le plus sûr
étoit donc qu'il tînt ferme ; & comme il avoit
tout perdu en prenant le parti du Magnétifme
animal ; il étoit naturel qu'il s'en dédommageât
de fon mieux. Il s'eft donné pour un difciple,
qui pouvoit fe fervir de l'agent de fon maître
prefque auffi-bien que lui, & il a fur le champ
établi un baquet magnétique. Si je retourne fur
leur difpute, j'y trouve beaucoup de mauvaife
foi. L'un prétend qu'il connoît ce fecret fi pré-
cieux que l'Europe entiere ne fauroit trop payer,
& fe plaint cependant d'avoir été dupe. L'autre
l'accufe de menfonge, fe flatte de ne lui avoir
rien appris, quoiqu'il lui doive tout, & déclare
au Public qu'il eft toujours le feul qui fache magnétifer. L'un des deux eft fûrement un impofteur;
je laiffe au Public à décider s'ils le font l'un &
l'autre. J'obferverai feulement que M. Deflon,
ennemi de M. Mefmer & rendant hommage au
Magnétifme animal, n'a pas peu fervi à le mettre
en vogue.

Cependant la principale objeétion faite à M. Mefmer fubfiftoit toujours dans toute fa force. On
lui répétoit qu'il falloit qu'il livrât fon fecret &
qu'on l'examinât avant de le croire. Sa réponfe
d'abord avoit été fimple. « La vérité, avoit-il
» dit, eft faite pour les hommes, mais elle ne
» veut pas être profanée : il faut fe préparer aux

» mysteres, avant d'être initié. Le plus grand
» bien peut se changer en mal à raison des cir-
» constances, car tout est relatif. Commencez
» par me croire ; venez me voir agir, & si je
» guéris, concluez qu'effectivement je possede un
» agent qui vous est inconnu ». On nioit la réalité
de ses cures : on disoit qu'il ne produisoit d'effets
que sur des gens à ses ordres. D'autres affirmoient
qu'ils en avoient ressenti de véritables, & leur
assertion étoit de quelque poids. Egalement pressé
par ses partisans & par ses ennemis, M. Mesmer
a déclaré enfin qu'il vouloit faire des éleves, &
il a pris soin de mettre ses leçons à haut prix.
J'ignore s'il tient ses promesses : mais je sais que
la précaution qu'il a prise d'estimer fort cher son
secret, ne lui a pas été inutile. Ce ne seroit pas
d'aujourd'hui qu'un petit rien seroit devenu quelque chose, par la seule raison qu'il auroit coûté
beaucoup.

Mais dois je aussi l'ajouter ? Oui sans doute ;
il importe qu'on sache jusqu'à quel point les opi-
nions du siecle ont réagi sur une nouveauté de
cette espece : nos Philosophes même ont désiré
dans le fond de leur cœur que le Magnétisme
animal ne fût pas une chimere. Nous ne saurions
nous le dissimuler : nous avons parmi nous des
Matérialistes, & rien n'est plus propre à flatter
leurs idées. Un agent invisible, actif, vivifiant
la nature entiere ; le principe de l'attraction ; le

mobile des fentimens de l'ame, dont l'excès ou
la privation fait l'amour ou la haine, par fon
commerce continuel entre les êtres fenfibles!...
Quel fyftéme, grand Dieu! Ai-je tort d'en fuppofer les conféquences affreufes? Je le répete,
un Matérialifte a trouvé cette chimere poffible:
il eft devenu l'éleve de M. Mefmer; & tout en
fe difant qu'il ne vouloit que voir & pefer avec
exactitude, il a porté, fans s'en appercevoir, chez
fon nouveau maître, le penchant qui pouvoit l'entraîner.

Enfin, le même moyen qui fert les Charlatans
a commencé la réputation de M. Mefmer, &
l'a foutenue: tout homme qui fouffre, veut être
guéri. Il eft cependant des maladies incurables,
contre lefquelles on chercheroit inutilement des
fpécifiques (5). Le malade continue d'efpérer;
& parce qu'il ignore fon état & les principes de
l'art qui déclare fon mal mortel, il donne fuc-
ceffivement fa confiance à tous les Médecins qu'il
peut confulter. Un corps débile affoiblit l'ame,
a dit Rouffeau. Eft-il étonnant qu'on croye alors
comme un enfant tout ce qui flatte, & qu'on foit
déformais la proie de ceux qui promettent avec

---

(5) Un vifcere déforganifé n'entraîne pas fur le champ
la mort de l'individu; mais il eft déjà mort lui-même, &
quoiqu'on faffe, on ne lui rendra jamais fa premiere maniere
d'être.

le plus de hardieſſe, c'eſt-à-dire, des Charlatans? Mais s'il eſt vrai qu'aucun ſiécle ne fût plus efféminé que le nôtre, eſt-il étonnant encore que M. Meſmer ait ſi complétement réuſſi? On ſait aſſez que s'il n'eſt pas un Charlatan, il a du moins l'art de promettre comme eux.

On a répété bien ſouvent qu'il ne produiſoit aucun effet. Peut-être a-t-il été ſervi par-là mieux encore que par toutes les cauſes dont je viens de parler. Car ſi, par exemple, il en produiſoit quelques-uns, on ſent aſſez quelle conſéquence il en tireroit. Les obſtacles qu'il a eſſuyés, la maniere dont il s'eſt énoncé, la ſingularité de ſes opérations, l'obſtination même de ceux qui ont refuſé de le croire, ſeroient autant de moyens qui les rendroient déſormais ſes plus zélés partiſans. Or, je ſuis perſuadé qu'il produit des effets réels (6).

Mais, comment ſe peut-il que je faſſe un pareil aveu ſans reconnoître l'agent de M. Meſmer? Un phénomene n'a-t-il pas ſa cauſe? Eſt-il raiſonnable que je veuille ici contredire cette vérité? N'eſt-ce pas d'ailleurs par les effets d'un remede, qu'on juge en Médecine de ſon efficacité? M. Meſmer n'eſt-il pas dans le cas de tout Mé-

---

(6) Ceci laiſſe déjà entrevoir pourquoi je me ſuis cru diſpenſé de ſuivre les expériences du Magnétiſme animal. Si j'étois l'éleve de M. Meſmer, je n'en ſaurois ſans doute pas davantage.

decin

decin qui annonce un nouveau moyen curatif?
Où eft la preuve enfin qu'on puiffe fe difpenfer
de fuivre fes opérations? Et s'il a réuffi, n'a-t-il
pas fuffifamment démontré l'excellence de fon
fecret?

On effaye un médicament, fans doute; & lorfqu'il opére, on décide de fa valeur: mais on eft
fûr au moins d'avoir adminiftré quelque chofe. Il
n'en eft pas ici de même: un Magnétifeur gefti-
cule, & l'obfervateur ne voit rien au bout de fes
doigts. On n'a pas les mêmes données que dans
le premier cas. Il eft donc affez naturel qu'il faille
une marche différente, pour obtenir un réfultat
certain.

Je fais qu'il n'exifte aucun phénomene fans
caufe, & je ne prétends nier qu'il en foit une,
à ce qu'on éprouve, en fe faifant magnétifer. La
feule différence que j'y voye, c'eft que dans tous
les cas (7) il faut rapporter cette caufe à M. Mefmer même, & non-pas à fon Magnétifme animal.

On conviendra d'abord facilement que les partifans du fyftême ayant des faits réels à rapporter,
les altéreront beaucoup; car ils ont intérêt d'en
être crus. Il eft de la nature de l'homme de fe
paffionner dans de pareilles circonftances, & le
merveilleux de la découverte doit augmenter en-

_____

(7) Je diftingue ces cas en trois; les malades, les gens
crédules & les gens fenfés.

B

core leur enthouſiaſme. En vain ſuppoſeront-ils qu'il eſt indécent d'avancer qu'ils ne diſent pas tout-à-fait la vérité; en vain s'appuyeront-ils de l'atteſtation des Grands, qui ſont (8) éleves ou témoins, ou qui ſe ſont ſoumis aux expériences. Les hommes ſont tous de la même claſſe, quand il eſt queſtion de raiſon : & quiconque me fait remarquer l'habit brodé de celui dont il invoque avec emphaſe le témoignage, m'eſt non-ſeulement ſuſpeᵈᵗ, par la reſſemblance qu'il ſe donne avec le Charlatan qui déploye ſon privilége, mais ſur-tout par le déſir qu'il montre de me contraindre maladroitement au ſilence.

Les choſes réduites à leur valeur, il me ſera facile d'expliquer comment je conçois que M. Meſ-mer ait produit des effets ſans agent de commu-nication entre lui & ſon malade. Suppoſons qu'un autre homme que lui, ne poſſédant du Magné-tiſme animal que le nom, connoiſſant l'eſprit humain & voulant mettre à profit ſes foibleſſes, faſſe annoncer par-tout qu'il guérit avec des geſtes; qu'il affirme hardiment qu'il poſſéde l'art d'accumuler dans lui, de faire couler par tous

_____

(8) On peut voir dans l'ouvrage de M. Meſmer, avec quelle complaiſance il cherche ſes garans parmi les Grands. Il ne manque pas de triompher & de taxer ſes adverſaires d'impoliteſſe, quand ils révoquent en doute de pareils té-moignages.

les points de la furface de fon corps, un fluide univerfel, invifible, le principe de la vie, dont l'action modifie avec puiffance les êtres organifés, réparé les défordres & rétablit agréablement la fanté. Les gens fenfés le recevront d'abord mal : mais quelque cerveau foible, n'ayant plus d'autre paffion que la crainte de la mort, après avoir tout effayé, fe livrera à cette nouvelle extravagance ; & l'homme aux geftes aura fur le champ de la pratique.

Dès le principe, la confiance du malade fera entiere. Il ne révoquera pas en doute la réalité du remede, puifqu'il confentira à fe le faire adminiftrer. Il fe perfuadera fans peine que cet agent invifible, & comme furnaturel, eft le véritable fpécifique à fes maux ; car quand on eft travaillé d'un mal incurable, on le croit volontiers de nature à n'être emporté que par une forte de miracle, fur-tout fi l'on a fait ufage de tout ce que peut fournir la Pharmacie. Et d'ailleurs, on tenteroit inutilement de le détromper ; car un efprit capable d'une pareille foibleffe, n'eft déformais guere propre à entendre raifon.

Cependant l'opérateur dreffera fes machines ; il exigera du malade la plus grande attention, tant fur les phénomenes qu'il va éprouver, que fur fes moyens de guérifon qui ne peuvent agir, comme il aura eu foin de l'annoncer, qu'autant que les fens feront dirigés vers eux. Il l'envi-

ronnera de cercles, de quarrés, de figures hiéro-
glifiques, auxquelles il fuppofera un fens merveilleux, par cela feul qu'elles feront puériles &
bifarres. Il fatiguera fon efprit, en le tenant long-
temps fixé fur le même objet ; & parce que l'ame
a fur le corps une réaction marquée, il n'eft pas
douteux qu'à la fin il ne produife quelqu'effet.
Le malade qui épie avec attention les phénomenes, ne les aura pas plutôt fentis, que l'efpérance de guérir d'une part, le plaifir d'avoir bien
placé fa confiance de l'autre, & l'orgueil d'avoir
accueilli le premier une découverte fi voifine du
prodige, les groffiront bien vîte à fes yeux, &
leur donneront réellement plus d'intenfité. Que
dis-je ? tant de paffions réveillées le mettront dans
un état de crife : ce ne fera plus un homme,
mais un enthoufiafte, un fou capable de fe jetter
au milieu des flammes pour fervir fon libérateur.

Ce premier pas fait, tout fera facile au Charlatan : il ne faut que le mettre dans les mêmes
circonftances où s'eft trouvé M. Mefmer, & lui
donner l'art de les faifir. Les hypocondriaques
feront d'abord féduits : il opérera fur eux des
effets à-peu-près femblables ; & les gens fenfés
furpris auront peine à fe défendre d'un peu de
crédulité.

Quelles que foient les conféquences des paffions
qu'il excitera dans fes malades, il en fera chéri
jufqu'à la mort. La confiance augmentera en

raifon des effets produits : elle fera fans bornes, c'eft-à-dire, telle qu'aucun Médecin n'en obtint jamais. La confiance fe mefure fur l'idée qu'on fe fait des chofes : & le moyen de ne pas croire digne de l'admiration de l'univers, un génie unique, qui maîtrife un agent que perfonne n'avoit foupçonné, qui le modifie par une méthode inconcevable, & qui ne s'eft dirigé vers lui que pour l'intérêt commun! Cependant un Médecin, qui n'eft pas à beaucoup près fi furprenant, foutient quelquefois l'efpérance jufqu'à la fin ; & quoiqu'il ordonne des remedes rebutans, il fe fait écouter & chérir. Ce fait fi journalier n'eft-il pas propre à faire fentir jufqu'à quel point mon impofteur jouira d'un pareil avantage ?

Je dis plus, & j'avance qu'à cette époque il ne hafardera pas fans fuccès fon moyen fur un individu bien portant. Il en eft beaucoup fans doute que la connoiffance de tant de prodiges perfuadroit ; qui n'ont étudié ni l'efprit humain, ni la nature ; qui fe laiffent entraîner en fecret par le défir d'être témoins d'une chofe merveilleufe, & qui fe trouveroient, fans y fonger, dans une fituation propre à être magnétifés (9).

─────────

(9) Une ame pufillanime eft fans ceffe en crainte fur ce qui l'environne : une forêt fombre, une folitude, un fouffle même la fait trembler. Il lui femble qu'autour d'elle tout foit peuplé d'êtres malfaifans : car alors l'imagination

Tel eſt donc mon ſentiment, par rapport à ce premier point, qu'une forte perſuaſion (10), une confiance entiere & toujours mieux établie, peuvent effectivement réagir ſur le phyſique & faire croire aux hommes les plus grandes abſurdités.

Quoi donc ! une femme vaporeuſe s'évanouira à l'odeur d'une roſe ! elle aura des tiraillemens nerveux à la vue d'un objet de telle ou telle forme ! & l'on ſuppoſera qu'elle ſera tranquille, en eſſayant un remede auſſi ſingulier ? Cet homme, qui, comme elle ſe le perſuade, porte au bout de ſes doigts l'être le plus étonnant, fixera ſes yeux dans les ſiens avec une gravité impoſante, l'obligera de reſter attentive, dirigera ſur elle par mille endroits les courans d'un fluide qu'elle cher-

---

eſt très-active, & tel eſt l'eſpece de délire dans lequel elle nous jette, quelle que ſoit la paſſion qui l'ait réveillée. Une ame puſillanime ſuppoſeroit conſéquemment bien vîte autour d'un Magnétiſeur qui voudroit la modifier, une atmoſphere active, ſoumiſe à ſa volonté ; & cette idée auroit certainement la force de la ſubjuguer toute entiere.

(10) On a dit à-peu-près les mêmes choſes, quant à cette claſſe d'eſprits dont il eſt maintenant queſtion, du premier moment que M. Meſmer s'eſt montré. Mais on l'a dit ſans doute toujours trop vaguement ; car il paroît qu'on n'y a pas fait grande attention. J'aurai donc ſoin de la répéter, en lui donnant tout le développement dont il eſt ſuſceptible, avant de paſſer à un autre objet.

che à reconnoître, fans qu'elle en foit affectée !
Cette maladie n'eft-elle pas encore affez commune, pour qu'il nous refte des doutes fur ce
dont elle eft capable (11)?

« Mais, dit M. Mefmer, ces convulfions,
» occafionnées par un objet qui ne touche en
» rien l'individu, font l'effet du Magnétifme ani-
» mal. Les couleurs & les fons en font auffi les
» conducteurs; & ces phénomenes confirment ma
» théorie ». M. Mefmer, jufqu'à préfent, n'a

---

(11) Il eft des femmes qui ne peuvent pas, fans convulfions, foutenir l'afpect d'une épée nue ; qui pafferoient
à dix pas d'un piftolet chargé, de peur d'en preffer la
détente ; qui fe font mille chimeres de cette efpece, & qui
s'y livrent, tout en condamnant leur foibleffe : fera-ce en
croyant fermement à leurs chimeres, qu'elles auront la force
d'en empêcher les effets ?

Il en eft d'autres qui ne voyent jamais leur fang qu'elles
ne foient prêtes à s'évanouir : & s'il en faut croire ce que
rapporte un Auteur célebre, une légere égratignure qu'une
femme s'étoit faite au fein, l'effraya, jufqu'à la faire tomber
morte aux premieres gouttelettes qu'elle en vit couler.

Il eft des perfonnes qui ne peuvent pas fupporter l'idée
du miel, parce qu'on en a frotté les bords du vafe dans
lequel on leur a fait prendre une médecine. J'en connois
d'autres qui n'approchent qu'en héfitant d'un objet dont on
leur a fait peur dans leur enfance : d'autres, enfin, qui
font prêts à vomir, en touchant feulement du bout des levres
les bords d'un verre de cryftal rempli d'eau, parce qu'on
leur a fait prendre autrefois l'émétique de cette maniere.

appuyé fa théorie, que fur les prodiges qu'il ra-
conte de fon agent : quelques-uns de ces prodiges, comme je l'établis ici, rentrent dans la
claffe des fymptômes de la paffion hiftérique ; &
s'il eft vrai que le Magnétifme animal foit fondé
fur de meilleures raifons, celle-ci, en attendant,
ne peut prouver que pour fon auteur. S'avifera-
t-on d'ailleurs, de dire, lorfque mon effronté
Charlatan les aura produits, qu'ils font des preuves
convaincantes du Magnétifme animal ? Certainement ce ne feroit pas être de bonne foi, que de
fe plaire à raifonner ainfi.

On a dit de M. Mefmer, que fe dérobant un
jour par plaifanterie à la pourfuite de deux de-
moifelles, il les arrêta tout court, en leur pré-
fentant fa canne qu'il avoit magnétifée. Je le crois:
mais je fuis perfuadé que fans Magnétifme, mon
homme en fera tout autant ; je n'ai befoin pour
cela que de le fuppofer bien connu de celles fur
lefquelles il fe propofe d'agir. Qu'on préfente,
par exemple, une arme à feu à une femme un
peu timide : quelle que fûre qu'elle foit que cette
arme n'eft pas chargée, elle treffaillira & n'ap-
prochera qu'en frémiffant. L'idée de la mort que
donne quelquefois cette machine ainfi dirigée, fera,
pour elle, inféparable de l'idée de fa forme (12).

_____

(12) Comme l'idée de fantômes malfaifans eft, pour
elle, inféparable de l'idée de la nuit.

N'eſt-il pas clair, d'après cela, qu'elle tremblera de même, en voyant une canne magnétique dirigée vers elle ; ſi elle ſuppoſe qu'il peut s'en échapper un fluide, encore plus ſurprenant qu'une balle, puiſqu'il agit ſans qu'on le voye & qu'il pénetre avec plus d'activité ?

Ces erreurs du jugement ne ſont pas les ſeules qu'une imagination frappée puiſſe occaſionner : il en eſt de beaucoup plus grandes, & qui ſe rapportent plus directement au Magnétiſme animal.

Un Chirurgien va faire une opération : il touche du doigt la partie qu'il eſt prêt d'inciſer ; il fait jetter un cri au malade. Il l'interroge ſur le ſujet de ſa douleur : il eſt tout ſurpris de l'entendre dire qu'il a ſenti le tranchant du biſtouri, ou la chaleur d'un fer ardent (13).

---

(13) Un homme veut ſe faire recevoir Franc-Maſſon ; il a, du ſecret de la Maçonnerie, l'idée la plus ſublime. On l'introduit avec myſtere. Il voit ſes amis, ſous un habillement biſarre, geſticuler gravement ; attacher, à de petits riens, la plus ſérieuſe importance. Il voit un appareil ſingulier ; des équerres, un cercueil, une colonne ruinée, des épées nues, des inſcriptions inintelligibles, une forte lumiere d'une part, une obſcurité profonde de l'autre. On lui dit d'être attentif, & de ſe préparer à des choſes ſurprenantes. Le Vénérable fait une eſpece de ſigne magique : on bande les yeux au candidat. Après des épreuves de toute ſorte, dans leſquelles le récipiendaire a plus d'une fois pâli, on lui annonce qu'on va lui ouvrir les véines, pour ſavoir juſqu'à quel point il conſent à verſer ſon ſang pour ſes freres,

Telle eft auffi la caufe fréquente des dégoûts d'un jeune Médecin, qui commence l'étude de fon art. Lit-il la defcription d'une maladie ? il penfe en reffentir les fymptômes. Il eft dans un même jour obftrué, phtifique, rongé par les vers & tourmenté par la pierre ; ou, pour mieux dire, il eft prefque hypoçondriaque, & cette fituation fuffit pour donner de véritables maladies. Auffi n'eft-il pas rare de rencontrer des hommes que de pareilles idées ont jettés dans l'inquiétude, l'infomnie & la maigreur, & qui ont été forcés d'abandonner un état vers lequel ils s'étoient portés de préférence.

On l'affeoit ; on pofe les ligatures ; on le pique fortement à la faignée avec des plumes un peu effilées. Sur le champ, deux Freres Terribles font couler, d'une certaine hauteur, de l'eau dans une palette. Ce bruit l'inquiete ; fon imagination eft vivement émue : il cede, il tombe enfin, comme s'il eût été faigné jufqu'à la derniere goutte. On lui fait refpirer des fpiritueux ; on bande les plaies avec un férieux rifible : on finit par lui annoncer qu'il touche à fa derniere épreuve. Il eft conduit vers une bafcule ; il apprend qu'il va faire une forte de voyage terrible, duquel il ne fauroit revenir fans avoir tremblé. On le pouffe : la machine joue ; il tombe de la hauteur de huit pieds fur un matelas deftiné à le recevoir. Il fe croit dans un goufre fans fond : il crie, il appelle ; il ne fait s'il exifte, s'il dort, ou s'il veille. On le laiffe, en éclatant de rire, juger des caufes de fa crainte. Etonné, confus, il en croit à peine fes yeux. Il eft convaincu ; mais le preftige a été grand, & la paffion puiffante ; il n'eft pas encore intimément détrompé.

Mais fi je voulois multiplier les preuves de
ce que peut une forte perfuafion, combien l'hiftoire des paffions ne m'en fourniroit-elle pas ?
Un amant, par exemple, n'aime avec extravagance, que parce qu'il fuppofe fon objet parfait.
C'eft moins le befoin réel qu'il éprouve, que
l'idée de fon choix (14) qui rend fon délire
extrême. C'eft ce fentiment intime dont il eft
rempli, qui le fait palpiter à la voix de la maîtreffe ; qui occafionne dans tous fes fens, lorfqu'il eft près d'elle, un frémiffement, dont l'excès
peut avoir quelquefois les fuites les plus funeftes.
Qui ne connoît le pouvoir & les preftiges de
l'amour ? Qui niera cependant que cet empire
ne foit fondé que fur une erreur de l'imagination (15) ?

Qu'on fuive un fakir aux pieds de fon idole,

---

(14) Qu'ont de commun les fymptômes de l'amour avec
le Magnétifme animal ?.... S'il peut fe faire que je fois
obligé à rapporter des faits fi connus, & à m'appéfantir
ainfi fur un objet de cette nature, il n'eft pas impoffible
qu'on me faffe cette queftion.

(15) Cette femme connoiffoit bien le cœur humain qui,
dans le moment même que fon amant la furprenoit avec
fon rival, prétendoit lui prouver qu'elle ne lui étoit pas
infidelle. Sur ce que celui-ci lui remontroit froidement qu'il
en avoit trop vu pour pouvoir être trompé : tu ne m'aimes
plus, lui dit-elle ; car tu en crois plutôt tes yeux, que ta
maîtreffe.

& qu'on l'interroge fur fes élans continuels. Il eft perfuadé que la divinité l'environne : il en fent l'influence. Ses yeux font affectés, comme s'ils voyoient les objets les plus raviffans ; fes oreilles, comme fi elles entendoient les fons les plus mélodieux ; mille courans délicieux le parcourent de la tête aux pieds. Il femble qu'un agent extérieur le modifie, & cependant il porte au-dedans de lui la fource de tout ce qu'il éprouve.

Les rêveries du paganifme, les vers prophétiques des Sybilles, les forcieres du douzieme fiecle, les fuperftitions de tous les peuples, les revenans, les vampires, les amulettes, les talifmans, les Charlatans & leurs certificats de guérifon ; en faut-il tant pour prouver ce que j'avance? à moins qu'on ne prétende que nous fommes déformais trop inftruits pour avoir à nous défier. Quant à moi, qui crois favoir qu'il n'eft qu'une feule caufe à tant d'erreurs différentes, je ne dirai pas tout-à-fait que nous puiffions être auffi groffiérement trompés qu'on l'étoit autrefois ; mais je fuis perfuadé que nous pouvons l'être encore auffi fortement, quand un homme habile faura partir du point où nous fommes & manier le reffort avec adreffe.

Je n'entreprendrai pas de démontrer que tant de folies différentes ne font devenues générales, qu'en affectant le peuple à la maniere de l'impofteur, qui fe donneroit pour connoître le Magnétifme animal. Il eft clair que celui qui reculoit d'effroi à l'afpeſt d'une vieille qu'il ſuppoſoit ſorciere, qui croyoit ſentir l'action qu'elle avoit ſur lui, & qui débitoit à cet égard mille fables qu'il auroit ſoutenues ſur ſa propre vie ; il eſt clair, dis-je, qu'il ne differe en rien de l'homme crédule, qui aura voulu eſſayer le remede de mon Médecin geſticulateur, avec la ferme croyance que ce remede étoit quelque choſe (16).

Qu'on ne s'y trompe pas : tous ces agens n'ont tant d'empire, que parce qu'ils ſont inviſibles, qu'ils paroiſſent ſurnaturels, & ces caracteres leur ſont communs avec le Magnétiſme animal. L'homme craint tout ce qui peut lui nuire ; il déſire ardemment tout ce qui peut lui être utile. Ces paſſions réveillées le rendent plus ou moins crédule à raiſon de leur intenſité ; & l'imagination n'eſt jamais plus active que quand l'objet eſt couvert d'un voile myſtérieux, & qu'il a par lui-même quelque ſingularité.

---

(16) Il n'eſt pas moins clair que mon Charlatan magnétiſeroit, avec ſuccès, ce jeune époux aſſez ſimple pour s'imaginer qu'un enchanteur pouvoit diſpoſer de lui la premiere nuit de ſes nôces ; qui ſe ſentoit accablé d'un pouvoir magique ; qui ſe livrant tout entier à cette idée, n'étoit plus capable d'autre choſe, reſtoit froid & glacé, & ſe levoit le lendemain plus perſuadé que jamais qu'une puiſſance malfaiſante s'étoit emparé de lui, &, comme on diſoit, *lui avoit noué l'éguillette.*

La perfuafion forte donne l'extrême confiance,
& celle-ci à fon tour peut produire des cures:
on en a l'exemple dans cette langueur qu'on
nomme, *Maladie du pays*. Un homme eft tranf-
porté tout-à-coup loin de fa patrie. Il eft fans
amis & fans connoiffances; il fe fent foible : il
fe perfuade que tout ce qui l'environne a confpiré
contre lui. Les fonctions fe troublent; les vifceres
s'embarraffent; la feule affection de l'ame va le
conduire au tombeau. Il retourne vers fa famille;
il accourt avec tranfport refpirer l'air natal. A
mefure qu'il approche, la nature s'embellit; les
moindres objets prennent une ame; il lui femble
qu'ils fe réuniffent pour l'accueillir. Il retrouve
les habitudes de fon enfance, fes amis, fes parens,
fes petites poffeffions: il refpire avec confiance :
l'équilibre fe rétablit, les obftructions fe fondent
& la maladie difparoît.

Mais quand l'imagination eft fi puiffante &
qu'elle peut quelquefois produire des effets fi
falutaires, m'abftiendrai - je de conclure que
M. Mefmer n'a pas d'autres moyens? Se feroit-il,
par hafard, dirigé, comme tant d'autres favans,
vers un objet qu'il auroit d'abord fuppofé réel?
S'en feroit il impofé fur fes réfultats? Et le premier produit obtenu, en conféquence du ton
perfuafif avec lequel il auroit débuté, auroit-il
pu le mettre lui-même dans le cas de ceux qu'il
magnétife, c'eft-à-dire, le rendre dupe de fes

propres opérations ? Posſéderoit-il, en un mot, l'art merveilleux de modifier ſi puiſſamment l'ame, comme Aſtolphe poſſédoit cette lance enchantée qui déſarçonnoit tous les Chevaliers contre leſ-quels elle étoit baiſſée ?

Cette idée me plairoit aſſez. D'un côté, elle me ſuffiroit, juſqu'à ce que M. Meſmer nous eût donné d'autres raiſons : de l'autre, elle me ſatis-feroit ; car ce n'eſt pas ſans répugnance que je ſuppoſe les hommes menteurs.

Outre ces deux claſſes d'eſprits, que le ſeul appareil du Magnétiſme peut ſéduire ; je veux dire ceux que la maladie rend crédules, & ceux en beaucoup plus grand nombre, qui croient ſans examiner, parce qu'ils voient des effets, & qui ſe trouvent naturellement dans une ſituation propre à en éprouver eux-mêmes : il eſt une troiſieme claſſe, dont l'autorité eſt d'un plus grand poids, qui ne ſe ſont portés chez M. Meſmer que pour le juger, & qui diſent auſſi avoir éprouvé quel-que choſe.

Au premier coup d'œil, ceci paroît convain-cant. Mais j'obſerve qu'ils ont été chez M. Meſ-mer, & cette démarche ſuppoſe qu'ils n'ont pas cru ſon ſyſtême abſurde. Il étoit poſſible, ſans ſon agent, d'expliquer ſes opérations : il étoit donc naturel d'attendre qu'il donnât d'autres preuves, avant d'imaginer qu'il pouvoit avoir raiſon. Qui-conque s'eſt comporté différemment, me donne droit de conclure qu'il n'a pas fuffifamment fenti cette vérité ; & je puis dès-lors affirmer qu'il n'étoit pas dans la meilleure difpofition poffible pour faire une expérience décifive. D'ailleurs , c'eft fur-tout dans cette claffe qu'on n'a reffenti grand'chofe , & les trois quarts même n'ont rien éprouvé du tout (17).

Si j'avois la foibleffe de penfer que les raifons qui m'empêchent d'effayer moi-même le Magnétifme ne font pas fuffifantes , & que je vouluffe appuyer mon fentiment de ma propre expérience, je tâcherois donc d'abord que cette foibleffe n'influât en rien fur le réfultat : je voudrois enfuite qu'on me magnétifât loin du baquet commun, & fans avoir fous mes yeux les crifes des malades & des gens crédules. Ce tableau pourroit me féduire. Je fuis maître de ma raifon ; mais je ne le fuis pas toujours de mes fens , & il ne faut qu'un moment pour me mettre dans le cas d'éprouver quelqu'effet.

Par la même raifon, je voudrois qu'on me diftrayât de maniere que je ne puffe pas même m'en fouvenir. Une imagination quelque peu active fe retraceroit facilement une pareille fcène , &

---

(17) Peut-être eft-ce cette circonftance qui aura fait imaginer à M. Mefmer fon Magnétifme animal *répulfif*, & qui aura donné lieu, parmi fes éleves, à cette vérité de pratique ; qu'il faut croire un peu pour être magnétifé.

ce

ce feroit alors la même chofe que fi je la voyois.

Je voudrois, s'il étoit poffible, que M. Mefmer me magnétisât à travers un mur & lorfque je n'y fongerois pas (18). S'il m'affeĉtoit alors, je pourrois le croire ; mais je me connois trop, pour négliger une feule de ces précautions.

En effet, quel eft celui dont l'efprit, lorfqu'il veut juger, eft toujours parfaitement en équilibre? Quel eft le Philofophe accoutumé à analyfer fes fentimens, qui n'y a jamais découvert ce léger principe d'erreur, que l'habitude, la paffion, ou la fenfation préfente gliffent au fond de l'ame ? Le moindre poids peut faire pencher la balance;

---

(18) Il annonce que fon agent eft affez puiffant pour cela. Mais pour le dire en paffant, je ne trouve cette affertion, ni conféquente avec fes principes, ni conforme à fes démarches. On peut voir, dans fon ouvrage, ce qu'il dit lui-même de la propofition qui lui fut faite à l'occafion de Mademoifelle de Berlancourt, & juger de fes réponfes. D'un autre côté, il regarde comme néceffaire l'attention de celui qu'il magnétife. C'eft par-là, difent fes partifans, que nous mettons nous-mêmes en mouvement la fphere de Magnétifme dont nous fommes impregnés, & que nous le faifons concourir aux fecouffes qu'il doit éprouver. Enfin, j'ai peine à concevoir qu'avec une pareille propriété, fon agent ait éprouvé tant de contradiĉtions. Quelle meilleure réponfe à donner à fes détraĉteurs que de les magnétifer ? Quelle meilleure vengeance à tirer des fociétés favantes que de les magnétifer ? Quel meilleur moyen de réuffir que de faire fentir fon Magnétifme à tout le monde ?

C

& dès-lors le jugement fera faux. Je conviens qu'il fera poffible de le rectifier, mais il faudra du temps; & telle eft la nature de la chofe, qu'un feul moment de perfuafion peut déterminer l'erreur pour toujours.

Mais quelle que foit l'autorité de cette claffe de gens fenfés dont il eft ici queftion, quelque effort qu'ils aient fait pour fe mettre en garde contre M. Mefmer ils avanceroient qu'en fe faifant magnétifer, ils ont éprouvé des effets réels, que je ne ferois pas encore convaincu. Il me fera facile de me faire entendre; je n'aurai befoin que de reprendre un inftant ma premiere fuppofition. Que mon Magnétifeur donc, orgueilleux de fes fuccès & d'autant plus habile impofteur que fa réputation fera mieux établie, prétende m'affecter avec tout le férieux dont il fera capable; que fuivant fa méthode, il commence par exiger de moi toute mon attention; qu'il m'oblige à fixer mes yeux fur les fiens, à lui livrer en quelque forte tous mes mouvemens : cette fituation ne fera-t-elle pas gênante pour moi? Ne défirerai-je pas d'agir avec ma volonté par cela feul que je la fentirai captive? Et ne voilà-t-il pas une fource féconde qui donnera naiffance à de légers mouvemens d'impatience de toute efpece qu'il me fera poffible de rapporter à un agent extérieur?

Si je fixe long-temps les yeux fur un même effet, je fens bien vîte des tournoyemens qui m'obligent à fermer les paupieres avec une forte de convulfion. En général, les fens fe fatiguent quand ils font trop long-temps tendus vers un feul point. Il femble que la fenfibilité en foit alors plus exquife; qu'elle augmente, en conféquence, l'action des organes deftinés à la protéger; qu'elle y produife quelque chofe de fpafmodique, quelque fenfation nouvelle que l'individu ne fauroit fupporter.

D'ailleurs, cette action des fens réagit effectivement fur le refte. La refpiration devient profonde & rare; le pouls s'éleve, & les battemens fe rapprochent; la figure prend un peu plus de couleur; & je fuis perfuadé que les fonctions de tous les vifceres font altérés dans la même proportion. En effet, le principe vital eft alors appellé tout entier à l'extérieur; il eft donc affez naturel que l'intérieur n'en reffente plus auffi puiffamment l'énergie.

Cette fituation devient par-là une nouvelle occafion d'erreur. En fixant mon attention, autant fur ce qui fe paffe en moi, que fur celui qui me magnétife, fuivant les procédés Mefmériens, je pourrai faifir jufqu'à la moindre bagatelle. La fenfibilité, cependant, qui veille aux altérations des fonctions & qui doit me les rapporter, me fera éprouver de légers fentimens de péfanteur, quelques courans de froid ou de chaud; & fi je ne fais pas reconnoître que la caufe en eft en moi, je la rapporterai avec confiance à quelque agent étranger.

Enfin, quand l'attention ne suffiroit pas pour déterminer en moi quelques changemens sensibles, il seroit toujours possible qu'elle me trompât. Jamais les choses ne sont parfaitement naturelles : une digestion laborieuse, une passion, une légere incommodité occasionneront dans la machine & sur-tout vers les hypocondres, de petites fluctuations, des symptômes de peu de conséquence qu'on ne saisira pas, parce que l'habitude les aura rendus familiers. Mais si quelqu'un, tout-à-coup, porte vers cet endroit tous nos sens, nous commencerons à les appercevoir : nous croirons qu'ils n'existoient pas auparavant, & nous en tirerons des conséquences à raison des circonstances. N'est-ce pas ainsi que le jeune Médecin se persuade qu'il a toutes les maladies dont il étudie l'histoire ? N'est-ce pas ainsi qu'un homme surpris dans un mouvement machinal qu'il a répété vingt fois, n'a connoissance que de celui qu'on lui fait remarquer.

On a dit aussi, pour insinuer l'existence du Magnétisme, que les animaux qui arrêtent leur proie leur procuroient une sorte de délire qui les empêchoit d'échapper, & l'on a rapporté ce phénomene à un être invisible qu'ils faisoient jaillir, à une certaine distance, de tous les points de la surface de leur corps, comme pour enlacer ceux qu'ils vouloient saisir. J'ignore si de pareils

raifonnemens ont quelque folidité ; mais il me
femble qu'on peut les rétorquer avec force & en
inférer également que le Magnétifme eft une chimere (19). Un animal reconnoît fa proie , par
l'inftinct qu'il a reçu de la Nature ; mais celui-ci ,
par le même inftinct , reconnoît auffi fon ennemi.
Viennent-ils à fe rencontrer ? L'efpérance de réuffir
tient le premier attentif, ardent, toujours prêt à
s'élancer ; la préfence du danger & l'extrême
crainte laiffent l'autre dans une indécifion conti-
nuelle fur fes moyens de défenfe. La même chofe
s'obferve tous les jours parmi les hommes , &
l'on ne s'eft pas encore avifé de le rapporter à
un fluide impérieux qui fubjugue l'individu. En
effet, il eft des terreurs paniques qui modifient
l'ame comme fi l'objet dont on s'effraye étoit
préfent. Où fera dès-lors le moteur ? Ces mouvemens étonnans ont une caufe que je ne com-
prends pas ; mais je fais qu'elle eft dans moi ,
qu'elle ne dépend que de moi , & cela me fuffit.
Il y a long-temps que la Fontaine nous a dit
naïvement , dans fa fable du renard & des poulets
d'inde , que l'extrême précaution pour éviter le
danger fait fouvent qu'on y tombe.

---

(19) A moins toutefois qu'on ne pofe en principe qu'il
eft le feul mobile de l'ame & du corps, qu'il détermine
le défir , la crainte & les fymptômes de ces paffions , &
qu'on ne le prouve enfuite jufqu'à l'évidence.

Je n'héliterai donc pas de conclure qu'à tous
égards, les preuves du Magnétifme animal ne
font rien moins que fatisfaifantes (20). Je ne
veux plus me permettre, avant de finir, que
quelques queftions à M. Mefmer.

Si la Nature nous a fait un préfent auffi pré-
cieux que le Magnétifme animal, comment eft-il
poffible que nous l'ayons ignoré jufqu'ici? Cette
Nature fi fage, qui a voulu nous préferver des
maladies, ou tout au moins mettre dans notre
organifation leur remede univerfel, ne s'eft-elle
pas jouée de nous en fe montrant tout à la fois
fi bienfaifante & fi bifarre? Que dirions-nous
d'elle fi, en nous donnant des organes pour
digérer, elle nous avoit refufé le fens qui nous
inftruit à choifir & à prendre des alimens?

Comment eft-il poffible que les hommes pou-
vant fe communiquer le principe qui répare en
eux les défordres de l'économie animale, il fe
foit paffé plus de cinq mille ans fans qu'il nous foit
parvenu un feul miracle de cette efpece? Car,

_____

(20) Pour peu que je fuppoferois que M. Mefmer a
fenti lui-même la foibleffe de fes preuves, ma conféquence
ne feroit pas en fa faveur: car non-feulement il s'eft tu
jufqu'ici, mais il a voulu nous forcer en quelque forte à
le croire. Il s'eft répandu en plaintes ameres contre les
fociétés favantes qui ont paru défirer des expériences abfo-
lument convaincantes, pour le juger: en un mot, il s'eft
conduit comme s'il avoit voulu féduire.

fi j'en excepte les amulettes & les talifmans, nous n'entendons pas dire que, par le tact feul & des geftes, on ait jamais guéri une maladie grave. On voit mourir une maîtreffe dans les bras de fon amant, un fils dans ceux de fon pere, comme s'ils étoient dans des bras étrangers : perfonne, cependant, fuivant les principes de M. Mefmer, ne poffede fi puiffamment qu'eux le moyen de fe magnétifer (21).

Si j'en crois M. Mefmer, ce fluide magnétique eft répandu dans toute la nature ; mais il differe ici de la maffe générale, en ce qu'il eft animalifé. Ne fe contredit-il pas, dès-lors, en affirmant qu'il peut être communiqué ? Chaque individu a fon animalifation qui lui eft particuliere : le Magnétifme qui le vivifie eft modifié en conféquence. Bien plus, il eft lui-même le foutien de la vie, la bafe de l'organifation. Il eft donc différent, dans les différens êtres qu'il anime. Comment le Magnétifme, concentré dans un feul homme &

---

(21) Au refte, M. Mefmer ne nous dira pas que les faifeurs de talifmans fe fervoient, en aveugles, du Magnétifme animal ; car ce feroit une maladreffe. Il n'ajoutera pas que les cures fréquentes qu'on doit à la nature, ne font dues qu'à fon agent ; car il faudroit auparavant démontrer l'exiftence de cet agent, fans lequel d'ailleurs on conçoit auffi-bien ces phénomenes, qu'on conçoit qu'une corde ébranlée s'arrête après plufieurs vibrations.

modifié par lui, pourra-t-il être adminiftré aux autres ? Les alimens, par exemple, conviennent à tout le monde ; mais dès qu'ils font changés par la digeftion, ils ne conviennent plus qu'à l'individu : tel eft le principe qui a rendu la Transfufion impòffible. Les opérations de M. Mefmer ne font-elles pas une forte de Transfufion qui péche de la même maniere ?

Comment le Magnétifme peut-il être accumulé dans M. Mefmer, fans lui caufer aucun accident ? L'agent dont la privation fait la maladie peut-il être abforbé en fi grande quantité fans conféquence fenfible ?

Comment peut-il être quelquefois répulfif ? Eft-il des hommes difgraciés de la Nature, jufqu'à ne pouvoir partager avec leurs femblables un bienfait fi effentiel à l'efpece ? On voit des bifarreries dans ce qui n'eft qu'acceffoire ; mais on ne voit point d'individus, par exemple, fe nourrir de poifons. Il faut à tous un chyle à-peuprès femblable : pourquoi n'en feroit-il pas de même de ce qui fait la bafe de la vie, c'eft-à-dire, du Magnétifme animal ?

L'électricité eft pofitive ou négative ; elle peut être communiquée d'une verge de fer à un être organifé. Mais le fluide électrique, dans tous les cas, ne change pas de maniere d'être ; il n'eft pas le foutien de l'exiftence : il eft un corps étranger qui nous pénetre (22) & qui rentre dans la claſſe des choſes que les Médecins ont nommées *non-naturelles*. Il n'y a donc pas de parité entre le fluide électrique & le Magnétiſme animal.

Les médicamens, dit M. Meſmer, n'ont guéri juſqu'ici, que comme conducteurs du Magnétiſme. Mais dans ce cas, le choix doit être inutile ; un médicament qui a guéri une maladie peut les guérir toutes, & l'expérience n'en doit plus être crue. Que M. Meſmer s'accorde en ceci ; ou qu'il prenne du moins la peine de nous expliquer pourquoi les médicamens, conducteurs d'un même moyen curatif, font cependant ſi différens entre eux.

Si j'examine les procédés de M. Meſmer & que j'éloigne un inſtant l'idée, que cet appareil convient au Magnétiſme animal, j'y vois des choſes bien puériles : je ne conçois pas comment un homme de génie a pu deviner ces choſes-là. Que M. Meſmer nous donne donc auſſi l'hiſtoire de ſa découverte : cette piece me paroît néceſ-ſaire, comme le complément de toutes ſes preuves.

Comment a-t-il ſoupçonné que le Magnétiſme animal ſe communiquoit ; que cette propriété conſiſtoit dans certains geſtes, plutôt que dans d'autres ; que le corps humain n'étoit qu'un compoſé d'ai-

---

(22) Je pars, en ceci, des idées de M. Meſmer même, comme on peut s'en aſſurer dans ſon ouvrage.

mans; que les principaux aimans étoient au nombre
de fept, à caufe des fept planètes; que les abfurdités de l'Aftrologie judiciaire avoient quelque
chofe d'analogue avec des vérités auffi précieufes
au genre humain? &c. Ces idées font au moins
fingulieres: il eft même raifonnable, à ce que je
crois, qu'en travaillant fur le Magnétifme, aucune
d'elles ne fe préfente. Comment fe font-elles pré-
fentées à M. Mefmer?

Que M. Mefmer s'explique donc le plus prompte-
ment & le plus clairement poffible; s'il eft vrai
qu'il puiffe le faire. Il y eft tellement intéreffé,
qu'il lui fera même difficile après d'excufer fes
délais. Car il ne pourra jamais réparer le tort
dont fon filence aura été caufé, en donnant aux
gens fenfés des foupçons injurieux fur fa conduite.
Un honnête homme ne fe pardonne pas de pareilles fautes, & cependant elles peuvent être
exceffives:

J'ai admis, par exemple, beaucoup en faveur
de M. Mefmer & de fes partifans; mais qui pouvoit m'empêcher de révoquer tout en doute,
malgré leurs atteftations? L'hiftoire des Religieufes
de Loudun & celle des Convulfionnaires de Saint
Médard font encore récentes. La premiere farce
a été jouée par des perfonnes caractérifées: l'autre
ne manque ni d'authenticité, ni de certificats ap-
puyés par des noms pour le moins auffi connus,
que ceux qu'invoque M. Mefmer. Pourrois-je,

cependant, me pardonner cette comparaifon, fi l'événement la démontroit calomniatoire ? Encore un coup, que M. Mefmer fe hâte : ou tout au moins, s'il n'en peut pas faire davantage, qu'il ne fe plaigne pas d'avoir des adverfaires ; car il eft impoffible, à mon avis, que tout homme raifonnable lui paffe fes conféquences.

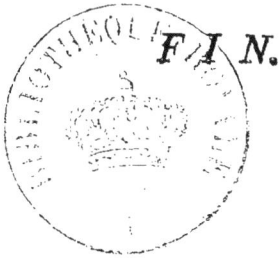

F I N.

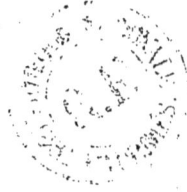